CONTRIBUTION A L'ÉTUDE

DES

RÉTINITES ALBUMINURIQUES

PAR

Le Dʳ ALBERT MONTHUS

ANCIEN INTERNE DES HOPITAUX

CHEF DU LABORATOIRE DE LA CLINIQUE OPHTALMOLOGIQUE DE LA FACULTÉ

PARIS

ASSELIN ET HOUZEAU

LIBRAIRES DE LA FACULTÉ DE MÉDECINE

PLACE DE L'ÉCOLE-DE-MÉDECINE

—

1902

CONTRIBUTION A L'ÉTUDE

DES

RÉTINITES ALBUMINURIQUES

CORBEIL. — IMPRIMERIE ÉD. CRÉTÉ

CONTRIBUTION A L'ÉTUDE

DES

RÉTINITES ALBUMINURIQUES

PAR

Le Dr ALBERT MONTHUS

ANCIEN INTERNE DES HOPITAUX
CHEF DU LABORATOIRE DE LA CLINIQUE OPHTALMOLOGIQUE DE LA FACULTÉ

PARIS

ASSELIN ET HOUZEAU

LIBRAIRES DE LA FACULTÉ DE MÉDECINE
PLACE DE L'ÉCOLE-DE-MÉDECINE

—

1902

INTRODUCTION

Notre but n'est pas dans ce travail de présenter une étude complète et systématique de la rétinite albuminurique. L'aspect ophtalmoscopique de cette forme de rétinite est bien connu : bilatéralité habituelle des lésions, prédominance des altérations au pôle postérieur de l'œil, au niveau de la papille et de la région maculaire ; taches exsudatives et dégénératives, constellation périmaculaire, hémorragies plus ou moins abondantes disposées ordinairement en flammèches le long des vaisseaux. La rétinite albuminurique, dans un nombre très grand de cas, est loin de se conformer à cet aspect typique. Tantôt les lésions hémorragiques dominent, tantôt ce sont les phénomènes de papillite. Quelquefois l'affection peut ne se révéler à l'examen ophtalmoscopique que par la présence de quelques taches exsudatives, comme nous l'avons observé : c'est la forme discrète de la rétinite albuminurique.

Ces divers aspects ophtalmoscopiques peuvent donner lieu à autant de formes cliniques distinctes : forme névritique, forme hémorragique, etc. On a essayé de rapporter ces formes aux types divers des altérations rénales, les unes représentant le type de la rétinite des néphrites aiguës, les autres le type de la rétinite des néphrites chroniques.

Cliniquement, on observe deux formes : une forme discrète et une forme sévère pouvant revêtir deux types : hémorragique ou névritique. Il n'y a d'ailleurs là rien d'absolu, les différents types pouvant s'associer dans le même cas clinique.

Fréquemment les altérations peuvent ne se montrer que d'un seul côté. Les cas de rétinite albuminurique unilatérale sont actuellement nombreux (Yvert, Schloesinger, Bull, Eales, Wehrli, etc.).

Les troubles visuels sont en rapport plus avec la topographie des lésions (papillite, hémorragies et lésions maculaires) qu'avec leur multiplicité, de sorte qu'il n'est pas rare de voir dans certains cas des lésions ophtalmoscopiques étendues avec bonne conservation de l'acuité visuelle.

Nous avons été frappé de l'existence de certains faits cliniques de guérison et nous nous sommes demandé si les examens anatomo-pathologiques ne pourraient pas dans une certaine mesure nous en donner l'explication.

A l'occasion des deux faits rapportés par lui au dernier congrès d'ophtalmologie, M. Rochon-Duvigneaud tend à admettre que la rétinite albuminurique constitue comme une sorte d'exanthème rétinien et que les lésions vasculaires ne sont pas la cause unique de la rétinite.

A ce propos, après une rapide étude du pronostic de la rétinite albuminurique, nous avons considéré l'état actuel de nos connaissances anatomo-pathologiques sur cette question en y joignant nos observations propres. Il ne nous a pas été possible de trouver dans la littérature médicale des examens anatomiques concernant des rétinites albuminuriques guéries autres que ceux dont l'étude nous a été permise grâce à l'obligeance de M. le Dr Rochon-Duvigneaud.

Comparant les lésions dans ces différents cas, nous nous sommes enfin demandé s'il n'était pas possible de nous élever à une conception pathogénique de la rétinite albuminurique qui nous permettrait d'englober la pluralité des faits.

PRONOSTIC DE LA RÉTINITE ALBUMINURIQUE

L'apparition d'une rétinite albuminurique est interprétée généralement comme un élément d'aggravation du pronostic général.

La statistique de la mortalité après la constatation ophtalmoscopique de la rétinite albuminurique d'une part et l'étude de la survie présentée par les malades viennent confirmer cette donnée.

Bull (1) donne la statistique suivante :

Sur 103 cas de rétinite albuminurique il note 86 cas de mort.

> 57 malades moururent dans la première année d'observation,
> 18 dans la deuxième,
> 6 dans la troisième,
> 4 dans la quatrième,
> 1 dans la sixième.

Plus intéressante est la statistique de Miles Miley (2) qui nous montre l'aggravation que la rétinite brightique vient apporter au pronostic vital.

Miles Miley examine 164 albuminuriques aigus ou chroniques.

Dans 51 cas seulement existaient des lésions oculaires.

Or, parmi les malades n'ayant rien présenté du côté des

(1) Bull, *Transactions of the americ. opht. Soc.*, 4 vol., 1885.
(2) Miles Miley, *The Lancet opht. Soc. of the Unit. Kingd.*, 1888.

yeux, 27 p. 100 moururent et parmi ceux qui présentaient en même temps des lésions rétiniennes, la mortalité s'éleva à 57 p. 100. C'est par conséquent une mortalité double de celle des malades ne présentant pas de lésions rétiniennes.

Des statistiques plus étendues publiées dans une thèse de Mlle Possaner (1) confirment les données qui précèdent. Sur un total de 67000 maladies oculaires, elle a rencontré 131 cas de rétinite albuminurique ; sur ces 131 cas, 72 ont pu être suivis ; 39 appartenant à la clientèle privée de Haab et 33 à la clinique ophtalmologique de l'Université de Zurich. Sur les 39 malades de la clientèle privée de Haab, 23, soit 59 p. 100, moururent dans les deux années qui suivirent la constatation de leur affection oculaire. Sur les 33 malades de la clinique de Zurich, tous les hommes étaient morts au bout de deux ans et parmi les femmes la mortalité était, au bout de ce temps, de 68 p. 100. Il n'est pas étonnant de retrouver dans cette mortalité l'influence des conditions hygiéniques et de la situation sociale.

Trousseau donne des renseignements sur 45 de ses malades atteints de rétinite brightique.

> 1 mourut un mois après le début de l'affection rétinienne,
> 3 pendant les six premiers mois,
> 8 pendant le cours de la première année,
> 16 pendant la deuxième année.

Haehnle (2) étudiant 98 cas de rétinite albuminurique, voit mourir 56 p. 100 des malades pendant la première année, 12,5 p. 100 pendant la deuxième et 14,5 p. 100 après plus de deux ans.

Si nous résumons dans un tableau ces diverses statistiques, nous voyons que ces résultats paraissent concorder d'une façon surprenante.

(1) Possaner, *Beiträge. z. Augenheilkunde*, 1895.
(2) Haehnle, *Ueber die Lebenslauer Ret. alb.*, 1897.

	Nombre total des malades.	Mort pendant la 1re année.	Mort pendant la 2e année.
Statistique de Bull..............	103	55,3	17,5
Statistique de Trousseau.........	45	26,6	(20,5)
Statistique de Haehnle...........	98	56	14,4
Statistique de Haba.	72	{ Clientèle privée, 59 p. 100. { Clinique, 68 p. 100.	

En résumé, la mort survient dans près de la moitié des cas au bout d'un an. Un tiers des malades seulement survivent deux ans après la constatation de la lésion rétinienne.

Le défaut de ces statistiques ainsi prises en bloc est évident. Elles ne permettent que de se faire une idée générale du pronostic.

Rétinites albuminuriques gravidiques.

Il nous a paru intéressant de consacrer un chapitre particulier à ces variétés de rétinites évoluant chez les femmes enceintes.

Au point de vue ophtalmoscopique, cette variété ne diffère point des rétinites albuminuriques ordinaires. Elle peut se présenter, sous ses différentes formes, discrète ou sévère avec les types hémorragique ou névritique de préférence. Comme le dit Axenfeld (1), la rétinite gravidique peut se présenter sous deux formes :

La rétinite gravidique pure qui se montre de préférence chez les primipares et vers la fin de la grossesse ; c'est dans cette forme qu'on peut voir le plus communément les altérations rétiniennes se dissiper après l'accouchement.

La rétinite qu'on pourrait appeler gravido-néphrétique, dans laquelle l'état de grossesse est venu aggraver une altération rénale préexistante.

Dans la rétinite gravidique pure les troubles rétiniens

(1) Axenfeld, *Monatschr. f. Geburtshulfe und Gynäkologie*, 1895.

apparaissent ordinairement dans les derniers mois de la grossesse.

Dans le second cas, en général, leur apparition sera plus précoce. Si l'on tient compte que l'albuminurie constitue un des facteurs d'accouchement prématuré, on se rendra facilement compte que les faits de la première catégorie soient les plus nombreux et partant de pronostic plus favorable.

A ce propos nous rapporterons les statistiques de Silex (1) et de Culbertson (2) qui montrent que, dans l'ensemble, cette bénignité de la rétinite chez les femmes enceintes est en somme très relative, surtout quant au pronostic rétinien.

Sur 35 cas, Silex n'a observé que trois fois une acuité visuelle normale, et encore l'accouchement avait-il été fait prématurément. Dans deux autres cas l'acuité visuelle fut de deux tiers.

Dans 6 cas elle se maintint au-dessous de..........				2/3
2 cas	—	—	....	1/2
1 cas	—	—	....	1/5 et 1/6
2 cas	—	—	....	1/12 et 1/16
1 cas	—	—	....	1/100

La statistique de Culbertson porte sur 36 cas de rétinites survenues pendant la grossesse et nous donne les chiffres suivants auxquels nous joignons, entre parenthèses, ceux donnés par Silex.

Guérisons complètes......................	17 p. 100	(29 p. 100).
Guérisons partielles............	58 —	(47 —).
Cécité................................	25 —	(24 —).

On s'exposerait à de graves mécomptes si l'on s'attendait toujours à une bénignité constante du pronostic de la rétinite gravidique.

La distinction précise entre les deux formes de rétinite gravidique étant parfois très difficile, il nous a paru intéres-

(1) Silex, *Berl. klin. Woch.*, 1895.
(2) Culbertson, *Amer. J. of opht.*, 1894.

sant de rapporter ici l'observation d'une malade que nous avons observée à la maternité de l'Hôtel-Dieu-annexe, avec M. le Dr Rochon-Duvigneaud.

Nous basant sur l'apparition tardive des troubles visuels, sur l'accouchement prématuré, nous avions porté un pronostic bénin, qui ne fut pas confirmé par la suite.

Rétinite albuminurique gravidique. — Accouchement prématuré. — Éclampsie. — Mort. (Observation inédite due à l'obligeance de notre collègue Sauvage.)

Aud..., âgée de trente ans, primipare, ménagère, entre à la Maternité de l'Hôtel-Dieu-annexe le 3 août 1899. Au point de vue de ses antécédents, sa mère est morte en couches. Réglée à seize ans régulièrement. En 1893, une fièvre muqueuse (?); elle reste malade pendant deux mois, ne gardant le lit que par intervalles. Depuis l'âge de quatorze ans elle a eu des céphalées fréquentes qui ont disparu depuis sept ou huit ans. Elle a été soignée depuis plusieurs années pour anémie (quinquina, fer). Elle urinait souvent, se relevant souvent dans la nuit. Aucun symptôme de petit brightisme.

Elle a eu ses dernières règles dans les premiers jours d'octobre (très affirmative. elle est très bien réglée). Elle est donc à terme.

Depuis qu'elle est enceinte les symptômes suivants se sont produits :

1° Mictions moins fréquentes, « beaucoup moins fréquentes »; dit la malade; elle n'éprouvait même plus le besoin de se lever une seule fois la nuit alors qu'elle se levait six ou sept fois avant d'être enceinte. A un moment la miction a été douloureuse. La quantité d'urine a beaucoup diminué. La malade n'a jamais remarqué de modifications d'odeur ni de couleur, pas de dépôt. Elles n'ont été examinées qu'une fois (8 jours) avant l'entrée dans le service et ont alors été trouvées fortement albumineuses.

2° Œdème des chevilles dès le mois de juin, surtout marqué le soir; les plis du bas et les endroits où la chaussure appuie fortement laissent une empreinte. L'œdème disparaît le matin au réveil. A un moment l'œdème a été assez considérable au niveau des membres inférieurs.

3° Épistaxis abondante, sans cause le soir du 1er juillet, huit jours avant le début des troubles oculaires.

4° Troubles oculaires qui débutent vers le 10 juillet, brusquement, au cours d'un orage; la malade, qui était en train de coudre, s'aperçoit que sa vue se trouble; elle met cela sur le compte de l'orage, mais les jours suivants la vue reste trouble. La malade continue à coudre deux à trois heures par jour, mais elle distingue difficilement son aiguille et est devenue incapable de l'enfiler.

Au bout de huit jours (vers le 18 juillet) la malade ne peut plus coudre du tout ; chaque jour sa vue baisse davantage, elle ne se guide que difficilement dans son appartement. Aucun traitement. Parfois des éclairs, des flammèches passent devant ses yeux.

Ce n'est que le 25 juillet, c'est-à-dire quinze jours après le début des accidents oculaires, qu'on conduit la malade aux Quinze-Vingts, on est obligé de la mener par la main. Après examen, on lui dit qu'elle a des lésions oculaires dues à l'albuminurie. On lui conseille de faire examiner ses urines. On lui prescrit le régime lacté exclusif.

Le 28 juillet, pour la première fois, ses urines sont examinées par un médecin qui y trouve une forte quantité d'albumine et conseille à la malade d'entrer à la Maternité de l'Hôtel-Dieu.

Pas de vomissements, pas de doigt mort, pas de cryesthésie, pas de secousses musculaires, pas de troubles auditifs ni olfactifs ni gustatifs, pas de céphalée.

État actuel. — Œdème peu marqué des chevilles. Légère hydarthrose dans les deux genoux. Pouls petit, dur, forte tension artérielle, on écrase difficilement la radiale.

Au cœur, bruit de galop. Rien aux poumons. Ventre très volumineux. Voussure épigastrique marquée Œdème de la paroi au niveau de l'hypogastre et du mont de Vénus.

Ascite assez considérable. Au niveau de l'épigastre, sonorité tympanique, le foie semble gros.

L'utérus a son bas-fond au niveau de l'ombilic ; il est impossible de rien distinguer de l'attitude fœtale par la palpation. Bruits du cœur faibles, lointains, mouvements actifs.

Le 8 avril 1899, nous pratiquons l'examen oculaire avec M. le Dʳ Rochon-Duvigneaud.

Les pupilles sont égales, plus larges que normalement et réagissent incomplètement à la lumière.

La malade distingue tout au plus les mouvements de la main promenée devant l'œil. Elle prétend voir mieux de l'œil gauche.

Les lésions du fond de l'œil sont très analogues comme intensité, cependant un peu plus marquées à droite.

Les papilles sont œdémateuses, pâles, à contours disparus ; les vaisseaux (veines surtout) sont excessivement tortueux. La zone péripapillaire est occupée par de larges taches blanchâtres parsemées çà et là d'hémorragies.

Les deux régions maculaires sont gonflées, soulevées (petit décollement local), boursouflées ; quelques hémorragies.

Cet état symétrique des deux régions maculaires explique la diminution énorme de la vision dans ce cas.

La malade accouche sans incident, le 9 août, d'un garçon (poids 700 grammes, longueur 29 centimètres) qui ne vit que quelques heures.

Tout marche normalement ; mais dans la nuit du 10 au 11 août, vers onze heures, la malade est agitée, elle a des cauchemars ; on lui administre 2 grammes de chloral. A deux heures du matin elle présente un accès éclamptique qui dure quelques secondes. La malade revient complètement à elle en quelques instants. On lui administre 4 grammes de chloral en lavement, puis 2 grammes par la bouche.

Le 11 au matin, la parole est un peu saccadée, les idées se succèdent avec rapidité, mais la malade répond très clairement et très intelligemment aux questions qu'on lui pose. Elle ne se plaint de rien. Température 36°8, pouls 75.

Aucun incident dans la journée. Purgatif, 2 grammes de chloral.

Le 12, la vision est complètement abolie depuis l'accès, la malade est dans une nuit permanente, 2 grammes de chloral. Purgatif. Les œdèmes et l'ascite ont un peu augmenté.

Le 13, il y a seulement un peu d'excitation cérébrale. Paroles rapides et saccadées, mais idées absolument claires. Température 37°9. Le pouls s'accélère, 80 le matin, 100 le soir. 2 grammes de chloral.

Dans la nuit du 13 au 14, délire et agitation ; la malade dit apercevoir une lueur de son œil gauche.

Le 14 au matin, quelques vomissements. La température monte rapidement à 40°6. Le pouls, petit, monte à 132. Cependant la malade est en pleine connaissance, elle répond d'une façon absolument lucide.

Vers dix heures du matin la malade tombe brusquement dans le coma. Respiration stertoreuse. Quelques vomissements. Mort à onze heures.

L'autopsie n'a pu être faite. Cependant l'existence de cette anémie antérieure et de la pollakiurie ne nous permet-elle pas de considérer cette rétinite comme une forme gravido-néphrétique? L'accouchement prématuré n'a entravé en rien l'évolution fatale.

L'examen ophtalmoscopique peut-il nous permettre de différencier les deux variétés de rétinite gravidique et par suite apporter un élément précis pour le pronostic.

Silex dit qu'on peut considérer comme forme grave celle où l'on rencontre à l'ophtalmoscope le liséré de périvasculite.

A notre avis, ce signe peut parfaitement manquer ; en particulier, il n'existait pas dans le cas que nous venons de relater et, d'autre part, on peut le rencontrer dans des cas qui évoluent d'une façon bénigne.

Très souvent le pronostic rétinien fonctionnel ne marche

pas de pair avec la bénignité du pronostic général habituelle dans la rétinite gravidique pure.

Le contact prolongé des éléments rétiniens et de la papille avec un plasma éminemment chargé de substances toxiques, la compression que les exsudats entraînent peuvent amener des troubles visuels durables et même la cécité.

Nous pouvons formuler ainsi les règles de conduite auxquelles peut conduire la constatation de la rétinite gravidique.

Dans tous les cas où l'on peut soupçonner la forme gravido-néphrétique on fera l'accouchement prématuré dans l'espérance qu'il pourra améliorer le pronostic général et le pronostic rétinien.

Dans la rétinite gravidique pure, deux conduites peuvent être tenues. Dans les formes sévères on pensera à faire l'accouchement prématuré pour éviter les troubles visuels qui pourraient persister ultérieurement, attendu que la cécité pourra survenir dans un quart des cas. Dans la forme discrète on pourra temporiser sans inconvénients.

M. de Lapersonne (1) a montré les bons résultats de l'intervention dans la rétinite gravidique. Il s'agissait d'une femme qui, au sixième mois d'une grossesse presque normale, avait présenté brusquement tous les signes d'une rétinite albuminurique des plus graves. En quelques jours, la vision était complètement abolie à ce point que la malade ne voyait plus pour se conduire. On avait pu suivre pour ainsi dire à vue d'œil les progrès de cette névro-rétinite. Dans l'espace de moins de huit jours, la papille était devenue œdémateuse et les vaisseaux tortueux, les taches hémorragiques et les exsudats couvraient une grande partie de la rétine ; en même temps il survenait des phénomènes généraux graves, céphalalgie intense, embarras de la parole qui faisaient craindre d'un moment à l'autre l'apparition de l'encéphalopathie urémique. Dans ces conditions, il fallait intervenir le plus tôt possible.

---

(1) De Lapersonne, *Société française d'ophtalmologie*, mai 1889.

L'accouchement artificiel fut pratiqué et eut pour résultat de faire disparaître complètement les menaces d'urémie. La quantité d'albumine, qui était de 16 à 20 grammes en vingt-quatre heures, tomba presque aussitôt à 2 grammes. Mais le fait le plus remarquable, c'est la guérison de la névro-rétinite qui fut aussi très rapide. L'œdème papillaire a complètement disparu, et le nerf optique a repris la coloration normale sans aucune tendance à l'atrophie.

Les taches hémorragiques et les exsudats rétiniens se sont résorbés et il ne reste plus que quelques plaques atrophiques, un peu de bouleversement de la couche pigmentaire qui marquent la trace de la rétinite. L'acuité visuelle est égale à 1 et le champ visuel est normal.

Dans la même séance, Dehenne cite un cas analogue. Une névro-rétinite albuminurique chez une femme enceinte de sept mois. L'accouchement artificiel fut provoqué; l'enfant vécut et la mère guérit de sa cécité en quelques jours. Les lésions de la rétine se résorbèrent avec une grande rapidité.

Le nombre des cas de rétinite albuminurique susceptible de guérison, surtout en dehors des rétinites gravidiques, est relativement restreint. Nous en rapporterons un certain nombre dans lesquels l'examen ophtalmoscopique ayant été pratiqué, il ne s'agissait pas d'amaurose urémique.

Nous avons eu la bonne fortune de pouvoir en observer quelques cas dont deux concernent des rétinites gravidiques.

Depuis longtemps Mackensie (1) avait considéré cette guérison comme possible, mais il ne donne pas d'observations.

Avant lui, Secondi (2) avait signalé 3 cas de guérison de rétinite albuminurique.

Prince (3) dans sa thèse signale certains faits d'améliorations que nous nous contentons de signaler.

(1) Mackensie, *Traité pratique des maladies de l'œil*, 1865.
(2) Secondi, *Giorn. d'oft. ital.*, 1863.
(3) Prince, *Sur la rétinite albuminurique* (Thèse de Paris, 1867).

Nous trouvons dans la thèse de Bousseau (1) les observations suivantes :

Obs. (Résumé.) — *Rétinite albuminurique au 1er degré. — Congestions et infiltrations diffuses. — Guérison.*

M... (Aimée), âgée de vingt-deux ans, est prise d'attaques d'éclampsie dans le cours du neuvième mois de sa grossesse. Dans les cinq jours qui ont précédé son entrée à la salle Saint-Raphaël, elle perdit complètement connaissance et ne revint à elle qu'après l'accouchement, qui nécessita une application de forceps. Le 1er juin 1868, deux jours après l'accouchement, cette femme ayant repris l'usage de ses facultés, se plaint de ne point voir. Non seulement, elle ne reconnaît pas les personnes qui l'approchent, mais elle ne distingue les lits voisins que d'une manière confuse.

A l'examen ophtalmoscopique, on note une congestion énorme de la choroïde et de la rétine. La papille est d'un rouge uniforme, œdémateuse, ses bords sont voilés par de la sérosité et toutes les parties voisines de la rétine jusqu'à la tache jaune sont infiltrées d'une matière louche, opalescente.

Les urines, très albumineuses au moment des attaques d'éclampsie, ne renferment plus qu'une petite quantité d'albumine.

Le 8. Amélioration de la vision.

Le 16 janvier. La malade peut se promener dans la salle, mais elle ne peut encore ni lire, ni coudre.

Le 18 janvier. Amélioration notable. La rétine a repris en partie sa transparence.

Dans les premiers jours de février, j'ai eu l'occasion de revoir cette femme et je constate une disparition complète de l'infiltration; elle a repris ses occupations habituelles.

Obs. (Résumé.) — *Rétinite albuminurique. — Amélioration* (Prince) (2).

Albert J..., vingt-neuf ans, journalier, entre le 6 juin 186. à l'hôpital de la Charité, salle Saint-Ferdinand, n° 7. Œdème des membres inférieurs. Un peu de liquide dans la cavité péritonéale. Pas de fièvre. Les urines sont très albumineuses. Le malade dit que depuis les premiers jours de juin, il ne distingue plus nettement les objets un peu ténus. Dès qu'il incline la tête en avant les troubles visuels augmentent, les objets lui semblent plongés dans un brouillard.

L'examen ophtalmoscopique révèle dans les deux yeux une infiltration légère de la papille, de la congestion de la rétine et quelques taches hémorragiques situées dans le sens des vaisseaux rétiniens.

(1) Bousseau, *Des rétinites secondaires et symptomatiques* (Thèse, 1868).
(2) Prince, *De la rétinite albuminurique* (Thèse, 1867).

Sous l'influence du traitement une grande amélioration ne tarde pas à se manifester, l'infiltration des membres disparaît, la face reste un peu bouffie, les urines précipitent encore de l'albumine, mais infiniment moins; enfin, l'ophtalmoscope fait voir que les taches hémorragiques sont très pâles et qu'elles se résorbent. Les troubles visuels ont disparu.

Obs. (Résumé.) — *Rétinite albuminurique disséminée. — Amélioration.* (Thèse de Bousseau.)

M. de L... Diminution graduelle de la vue depuis plusieurs mois. A l'examen ophtalmoscopique, papilles hyperémiées, vaisseaux volumineux interrompus à quelque distance de la papille par de nombreuses hémorragies striées. Des taches d'un blanc nacré sont disséminées entre les hémorragies; quatre à cinq occupent la macula, les autres sont répandues d'une manière irrégulière dans la rétine, etc. Mêmes lésions dans les deux yeux. Urines albumineuses. Le malade est revu six mois après le premier examen; il ne restait plus que deux ou trois taches blanches, les hémorragies avaient complètement disparu, il pouvait lire son journal; l'albumine avait beaucoup diminué.

Obs. (Résumé.) — *Rétinite albuminurique disséminée. — Amélioration.* (In thèse Bousseau.)

Marie D..., blanchisseuse, âgée de quarante-huit ans, entre salle Saint-Bernard, dans le service de M. Guéneau de Mussy, le 23 novembre 1867.
Le 1er novembre 1867. Œdème de la face et des jambes.
L'examen ophtalmoscopique est pratiqué le 1er avril. Papilles rouges à bords effacés; taches disséminées autour de la papille.
Le 4 mars. Hémorragies et taches graisseuses (?)
Le 25 avril. Amélioration sensible. Plus d'hémorragies. Presque plus de taches.

Obs. (Résumé.) — *Rétinite albuminurique. — Grande amélioration :* (In thèse de Bousseau.)

M. R..., vingt-deux ans, entre le 27 janvier 1862, à la salle d'accouchement de la maternité de l'Hôtel-Dieu d'Angers. Urines albumineuses.
L'examen ophtalmoscopique a été pratiqué par M. le Dr Delens. Vue presque abolie, c'est à peine si la malade distingue la flamme d'une bougie. Taches vasculaires intenses des vaisseaux rétiniens. Accouchement le 30 janvier sans éclampsie. Pas d'hémorragies. Taches brillantes disséminées. Amélioration de la vision.
La malade est revue le 23 mars. Elle a repris ses travaux. L'examen ophtalmoscopique montre que tout est revenu à peu près à l'état normal. A peine peut-on trouver quelques légères taches.

Galezowski (1) cite plusieurs cas de guérison, en particulier celui d'une rétinite gravidique. Il s'agissait d'une dame S..., âgée de vingt-huit ans, entrée dans le service de Grisolle à l'Hôtel-Dieu, le 23 juin 1865. Elle était atteinte d'une albuminurie gravidique. L'examen ophtalmoscopique montre l'existence de taches exsudatives blanchâtres sur les deux rétines sans hémorragies. Le 29 juin, la malade accouche et, à partir de ce moment, sa santé s'améliore rapidement ainsi que la vue. Les taches exsudatives disparaissent progressivement, et six mois après l'auteur ne constate plus la moindre trace de rétinite albuminurique.

Caresas y Arago (2) signale le cas d'une femme de vingt et un ans, présentant une rétinite gravidique, chez qui l'auteur constata la rétrocession des troubles rétiniens, deux mois après le premier examen.

Von Graefe a vu sur trois malades, les taches blanches disparaître complètement et la fonction visuelle se rétablir.

Liebreich a également observé des cas de résolution avancée.

Adamük (3) cite le cas d'un malade âgé de quarante-six ans, albuminurique qui, le 7 juin 1886, présentait $OGV = \dfrac{20}{100}$ et $OD = \dfrac{20}{200}$. A l'examen ophtalmoscopique, on constatait de petites hémorragies concentrées autour de la macula. Revu en janvier 1887, il n'existait plus de traces des anciennes hémorragies, l'image ophtalmoscopique était normale ainsi que l'acuité visuelle.

Rétinite albuminurique gravidique; guérison. (Observation due à l'obligeance de notre maître M. le professeur Panas.)

Mme E..., dame mexicaine, âgée de vingt-six ans, soignée de concert avec le professeur Potain et M. Ribemont-Dessaignes, devient enceinte et

(1) Galezowski, *Société d'émulation de Paris*, 6 janvier 1871.
(2) Caresas y Arago. Barcelone, 1878.
(3) *Centralblatt f. praktische Augenheilk.*, 1889.

albuminurique. Comme elle ne supportait pas le régime lacté approprié et son état allant en s'aggravant, on procéda à l'accouchement prématuré vers le huitième mois. L'enfant né vivant n'a pas survécu. Alors que l'accouchée gardait le lit, elle est prise d'une double phlegmatia alba dolens, suivie bientôt d'une double amblyopie qui ne tarde pas à constituer une amaurose bilatérale totale, ne permettant pas à la malade de distinguer le jour de la nuit. C'est alors que mes collègues ont bien voulu m'appeler auprès de la malade et je constatai une double rétinite albuminurique typique avec saillie de la papille dont les bords étaient indistincts; les vaisseaux centraux sont entrecoupés, on distingue des stries blanches et apoplectiques fines et radiées autour du disque optique et au niveau de la région maculaire, la constellation blanche radiée caractéristique. Vu l'impossibilité pour la malade de se résigner au régime lacté, on lui administre de la lactose et comme aliment des potages et des crèmes qu'elle accepte.

Pas de traitement oculaire à proprement parler, sauf des ventouses scarifiées à la nuque et la recommandation de se tenir dans une pièce obscure.

Me fiant au pronostic habituellement favorable de la rétinite albuminurique gravidique, j'ai fait espérer, bien qu'ayant affaire ici à une forme des plus rares post-gravidique ayant évolué précisément après une parturition prématurée qui passe précisément pour l'intervention qui met un terme à une rétinite gravidique existante. Ce qui pouvait faire songer à une aggravation du pronostic, c'était la coexistence d'un état général des plus mauvais. Le résultat a donné raison à mon optimisme, car la malade, au bout de trois semaines, a commencé à apercevoir la clarté de la lumière; bientôt après à distinguer et compter les doigts, et finalement, au bout de trois mois, elle a récupéré entièrement la vision avec restitution totale de l'acuité visuelle des deux yeux. Cependant l'état général était amélioré, les thromboses veineuses avaient cédé et la malade avait retrouvé les attributs de la santé, ne conservant même pas d'œdèmes dans les membres inférieurs.

Un an plus tard, j'ai eu le plaisir de recevoir la visite de ma patiente dans mon cabinet de consultation et de constater que la malade avait oublié jusqu'au souvenir de sa cécité complète et bilatérale, et qu'elle pouvait écrire, lire et travailler aussi longtemps qu'elle voulait, sans éprouver ni gène, ni fatigue; malgré cela l'ophtalmoscope me démontrait que si la rétine avait retrouvé son aspect absolument normal, les papilles restaient lavées et blanches comme des papilles nettement atrophiques, cela sans la moindre saillie ni excavation. Les vaisseaux centraux, aussi bien les artères que les veines, avaient leur calibre normal et n'étaient bordés d'aucun liséré blanc le long de leur trajet, preuve qu'il n'y a eu ni périartérite, ni périphlébite rétinienne.

Il y a, depuis cette constatation, actuellement près de douze années écoulées et Mme X... a repris toutes ses habitudes mondaines et ses voyages, non sans excès, et rien n'est venu entraver sa guérison au point de vue de sa rétinite albuminurique.

Rétinite albuminurique.— *Guérison.* (Observation inédite due à l'obligeance de M. le Dr Galezowski.)

Mme B..., âgée de cinquante-quatre ans, demeurant en Normandie, est venue me consulter le 11 septembre 1894.

A l'examen ophtalmoscopique on constate une hémorragie près de la macula et de la papille du côté droit avec des exsudats.

L'épanchement sanguin et les exsudats datent de deux mois et demi. La malade est atteinte de fièvre palustre. Elle est albuminurique et a presque 1^{gr},25 d'albumine par litre. La réfraction est de — 3 D. à droite et de + 2 D. à gauche.

Elle est traitée par des applications de ventouses scarifiées aux reins et soumise au régime lacté.

Le 29 janvier 1896 elle est complètement guérie et ne présente plus que quelques traces d'exsudats.

Rétinite albuminurique.—*Guérison.* (Observation inédite due à l'obligeance de M. le Dr Galezowski.)

Mme G..., âgée de trente-trois ans, vient me consulter en juin 1895 ; elle est atteinte de neuro-rétinite albuminurique double. A l'ophtalmoscope, on constate des taches hémorragiques et exsudatives le long des artères et des veines et dans la région de la macula. Les veines sont gorgées de sang. Au niveau de la macula on constate des plaques de choroïde atrophique. La papille a les bords flous, mais n'est pas saillante. Les lésions sont dues à deux causes : à l'albuminurie pour laquelle la malade est traitée par le Dr Gouraud et à la myopie qui a occasionné les lésions de choroïdite atrophique.

La malade est soumise au traitement dérivatif ; ventouses sèches à la région lombaire et régime lacté.

Une amélioration notable se produit, et vers la fin de l'année on constate une diminution des lésions de neuro-rétinite, mais la guérison n'a pu être constatée que deux ans après, en novembre 1897. La neuro-rétinite était complètement guérie et il ne restait que les lésions dues à la myopie et quelques traces des hémorragies et des exsudats.

Rétinite albuminurique ; guérison.

Guende cite le cas d'une malade qui, au huitième mois de sa grossesse, en 1894, présenta de l'œdème de la face et des extrémités en même temps qu'un affaiblissement de la vue. Vingt jours après l'examen, elle ne pouvait distinguer les personnes à 1 mètre. Une attaque d'éclampsie nécessite l'accouchement prématuré. L'enfant ne vécut que quelques heures.

L'examen ophtalmoscopique montre qu'il s'agit d'une rétinite hémorrhagique avec décollement de la rétine des deux côtés, petites taches blanches le long des vaisseaux. Léger trouble papillaire.

Amélioration progressive; trois mois après, la malade commence à lire. La malade a été revue quatre ans après le début des troubles oculaires. Les papilles présentent une teinte franchement rosée. Rien de particulier à signaler, si ce n'est peut-être une faible diminution du calibre des artères de l'œil gauche, $V = \dfrac{6}{10}$ des deux yeux (1).

Rétinite albuminurique ; guérison (Hinshelwood) (2).

Il s'agit d'un homme âgé de soixante-cinq ans, qui, au début d'otobre 1893, présenta de l'œdème des pieds et des membres inférieurs ; on diagnostiqua une maladie de Bright. En janvier 1894, il présenta une diminution graduelle de la vision. L'acuité visuelle était réduite à la vision des gros objets et de la main. Le fond de l'œil présente des lésions typiques de rétinite albuminurique. Papilles floues, tuméfiées, taches blanches radiées dans la région maculaire, particulièrement à droite, opacités diffuses de la rétine et quelques hémorragies ; grosse albuminurie. Sous l'influence du traitement, diète lactée, diurétiques, etc., il présenta une amélioration progressive de la vue, et, au bout de deux mois, il put lire le n° 1 de l'échelle de Jaeger. Un an après, il présentait à peine quelques traces d'albumine, on voyait aussi disparaître la névrite et les taches blanches brillantes de la

(1) *Recueil d'opht.*, 1898.
(2) *The British medical Journal*, 1897.

macula. Lorsque l'albumine eut complètement disparu, la
papille redevint normale et on n'observa plus aucune tache
blanche périmaculaire. Les hémorragies n'ont laissé à leur
place que quelques petites taches pigmentées.

Le patient a été revu en février 1897, au Congrès médico-
chirurgical de Glascow, trois ans après le début de la rétinite albuminurique. Il était en excellente santé, pas traces
d'albumine, acuité visuelle normale. Les seules traces qu'il
offrait étaient quelques marbrures périmaculaires et un peu
de pigment.

Rétinite albuminurique ; guérison (Puig Amellier) (1).

Observe, dans les premiers jours de janvier 1900, une
femme de trente-huit ans, octogeste, présentant des attaques
d'éclampsie ; elle reste deux jours dans le coma. La mort
de l'enfant avait coïncidé avec la disparition de la crise
d'éclampsie. Elle accouche neuf jours après d'un fœtus
macéré. La vision était diminuée au point d'être quantitative.
A l'examen ophtalmoscopique, il constate tous les caractères
de la rétinite albuminurique.

Les deux rétines étaient également lésées ; sur un fond rou-
geâtre, il distingua de nombreuses taches hémorragiques
irrégulièrement disséminées, de nombreux placards blanchâtres. La vue revenait à mesure que l'albuminurie, d'abord
très abondante, baissait dans les urines.

Quinze jours après le début des accidents, la vision était
redevenue ce qu'elle était auparavant.

L'examen ophtalmoscopique permit de constater la disparition des taches et la netteté de la papille.

(1) *Société des Sc. médicales*. Montpellier, séance du 26 février 1900.

Rétinite albuminurique; grande amélioration.

Zirm (1) cite le cas de Marie H..., âgée de quinze ans, qui le consulte le 29 décembre 1892, pour une diminution de l'acuité visuelle de l'œil. A l'examen, trouble diffus dans le corps vitré. Au niveau du bord de la papille, on trouve un exsudat blanc brillant, et en haut et en dehors près d'un vaisseau une tache de couleur uniforme. Grande quantité d'albumine dans l'urine.

Revue le 31 janvier 1893, un mois après amélioration notable. $V = \dfrac{20}{30}$.

Le 1er mars 1893. Pas d'albumine. $V = \dfrac{20}{20}$.

A l'examen ophtalmoscopique, on trouve seulement en haut une ébauche de trouble et d'œdème de la rétine, la papille est libre et à contours nets, un peu pâle du côté temporal, très léger trouble d'un corps vitré.

Rétinite gravidique. — Guérison relative de la rétinite. (Observation de Rochon-Duvigneaud. Résumé.)

Marguerite O..., trente-deux ans. Néphrite à la suite de grossesse. Mort huit ans et demi plus tard par pneumonie avec atrophie scléreuse des reins.

Pas d'antécédents pathologiques. Grossesse normale en 1891. Cinq ou six jours avant l'accouchement (mai 1892), diminution très considérable des urines. Huit crises convulsives pendant le travail. Accouchement normal. Peu de temps après, anasarque considérable, crises d'urémie, albuminurie abondante, 15 grammes par litre.

Pendant la période d'anasarque, la vue se trouble, été de 1892. L'examen ophtalmoscopique montre une double rétinite brightique de forme classique et d'intensité moyenne.

Hémorragies, plaques blanches, pointillé blanc périmaculaire.

La malade meurt en 1901, à l'hôpital Beaujon, dans le service de M. le Dr Troisier, d'une pneumonie.

(1) Zirm, *Centralblatt f. prakt. Augenheilk.*, 1901.

Au mois de mars 1893, M. Rochon-Duvigneaud constate que les lésions rétiniennes sont en voie de régression, les hémorragies ont presque complètement disparu, il n'y a plus d'œdème de la rétine, ni de la papille.

Les papilles sont devenues blanc grisâtre et d'aspect atrophique. Les artères paraissent rétrécies. Les maculæ présentent encore un pointillé blanc, d'aspect graisseux, auquel s'ajoute à gauche une tache pigmentaire.

Dans la suite ces lésions se sont encore amendées.

Deux ou trois ans après le début de sa rétinite, la malade présentait seulement des papilles d'aspect atrophique, quelques irrégularités pigmentaires, des taches blanches de la région des maculæ. La malade pouvait de son œil droit lire les caractères d'un journal, l'œil gauche ne pouvait lire.

Les choses sont restées dans cet état jusqu'à la mort, survenue huit ans et demi après la période de néphrite aiguë et d'anasarque.

Voir plus loin l'examen anatomique.

Rétinite albuminurique. — Guérison. — Mort huit ans et demi plus tard sans récidive de la rétinite. (Observation de Rochon-Duvigneaud. Résumé.)

Eint..., trente-deux ans; examiné pour la première fois en décembre 1899, le malade présente une double rétinite brightique avec peu d'hémorragies, un grand nombre de plaques blanches péripapillaires et des étoiles périmaculaires des plus caractéristiques. La vision est mauvaise au point que le malade ne reconnaît même pas les personnes qui passent devant lui.

Le 2 janvier 1900 les papilles qui avaient, lors du premier examen, l'aspect flou et œdémateux habituel, ont repris leur limitation nette et à peu près leur apparence normale.

A droite, il existe d'importances lésions périmaculaires (étoile, taches blanches ayant l'aspect du givre, hémorragies); à gauche, les lésions maculaires consistent seulement en taches blanches givrées beaucoup plus discrètes. Le malade peut de cet œil lire des caractères un peu gros; il ne le peut de l'œil droit.

Le 13 mai suivant, il reste encore quelques taches blanchâtres au niveau des régions maculaires. L'hémorragie maculaire droite n'existe plus.

En octobre, les taches blanches des deux maculæ ont disparu, la macula droite présente seulement des irrégularités dans la distribution du pigment, la vision est beaucoup moins bonne que celle de l'œil gauche.

Le dernier examen pratiqué le 18 avril, c'est-à-dire seize ou dix-sept mois après le début de la rétinite, donne le résultat suivant :

Œil droit, papille pâle à contours nets, vaisseaux normaux dépourvus de liséré de périvasculite qui avait existé pendant longtemps. La région maculaire présente une plaque de dépigmentation de forme irrégulière, de couleur brun clair, sur laquelle on peut voir par un examen très attentif à l'image droite, de minuscules points noirs. Il y a évidemment à ce niveau une lésion de cellules pigmentaires de la rétine et nécessairement aussi des zones de la macula, ce qui explique la perte de l'acuité centrale de cet œil.

La papille de l'œil gauche est moins pâle, ses vaisseaux normaux. L'examen le plus attentif de la macula ne montre pas autre chose que de très légères irrégularités dans la distribution du pigment qui ne dépassent pas ce qu'on peut rencontrer à l'état normal. Cet œil lit à une distance normale de très fins caractères lithographiques sur le coin d'une carte de visite. Examen anatomique (voir plus loin).

Dans la même séance, Dor père cite un cas de survie de trente ans. Un des malades soigné par lui, il y a trente et un ans, pour une double rétinite brightique typique, est mort l'année dernière, soit trente ans après sans nouveaux symptômes de rétinite.

Ce dernier cas de Rochon-Duvigneaud, est particulièrement typique, il offre là un exemple de guérison de rétinite brightique avec confirmation anatomique.

Nous joindrons à ce rapide exposé clinique de guérisons, trois cas que nous avons pu observer personnellement.

Rétinite albuminurique. — *Guérison.* (Observation personnelle.)

V..., quarante et un ans, se présente à la consultation de l'Hôtel-Dieu pour troubles visuels; premiers jours d'avril 1900.

Il a toujours été de bonne santé. Il y a six mois, fièvre typhoïde qui a présenté une rechute et de laquelle, dit-il, il ne s'est jamais complètement remis. Les troubles visuels remontent à trois semaines environ. Il ne peut écrire et travailler un certain temps sans grande fatigue. La vision de près est assez bonne, mais n'est pas améliorée par les verres. $V = 2/3$ OD, $1/2$ OG.

L'examen ophtalmoscopique montre l'existence de quelques hémorragies en flammèches au voisinage de la papille, surtout marquées à l'œil gauche.

Quelques taches blanches disséminées autour des papilles, pas de constellation maculaire. Les bords des papilles très légèrement flous, aspect presque normal à droite. L'examen qualitatif de l'urine montre par la chaleur et l'acide nitrique la présence d'une faible quantité d'albumine. Le régime lacté est prescrit au malade.

Nous l'avons revu deux mois après; à l'ophtalmoscope, il n'existe plus traces des hémorragies, les taches blanches ont également disparu, les papilles paraissent normales. Le malade est satisfait de sa vision : OD et OG = 2/3. On ne constate plus d'albumine par la chaleur. Le malade n'a pas été revu, mais nous avons tout lieu de croire que la guérison s'est maintenue.

Rétinite albuminurique discrète. — Guérison. (Observation personnelle.)

Delphine L..., 29 ans, infirmière; primipare. Entre le 13 février 1902 à l'Hôtel-Dieu-annexe. Le 15 février, expulsion d'un œuf complet du poids de 470 grammes. — Présence d'albumine dans l'urine.

La malade accusant une diminution de vision, surtout pour la lecture, nous pratiquons un examen ophtalmoscopique le 17 février. L'œil gauche ne présente rien de particulier, myopie légère. L'œil droit nous montre, outre la présence d'un léger croissant myopique, l'existence de deux taches exsudatives siégeant à un diamètre papillaire et demi environ au-dessus de la papille. L'aspect flou de la papille est très évident. Pas d'hémorragies.

Nous portons le diagnostic de rétinite albuminurique gravidique discrète avec pronostic bénin.

Le 23 février, les taches constatées par le premier examen n'existent plus, mais on rencontre quelques petites taches brillantes au voisinage de la papille.

La malade ne se plaint plus de la vue, ses brouillards sont dissipés, l'aspect de la papille est à peu près normal.

Le 28 février il n'existe plus traces de lésions rétiniennes.

Rétinite albuminurique gravidique discrète. — Guérison.

Marg. Drech..., femme de ménage, entre à l'Hôtel-Dieu-annexe, le 11 décembre 1901.

Antécédents : rhumatisme à neuf ans et à vingt ans. Primipare; grossesse de huit mois.

Présence d'albumine dans l'urine.

A 6 heures du soir, attaque d'éclampsie durant deux à trois minutes non suivie de coma, chloroformisation pendant une heure et demie. Extraction à l'aide du forceps, extraction simple du placenta. 4 grammes de chloral.

Le 4 décembre, la malade se plaint de brouillard devant les yeux.

L'examen ophtalmoscopique nous donne les résultats suivants :

Léger trouble des papilles, quelques hémorragies mais très petites, disséminées autour des régions papillaires. Pas de constellations maculaires ni de taches exsudatives.

Nous avons revu la malade deux semaines plus tard. Les troubles rétiniens ont disparu sauf quelques petites taches pigmentaires peu étendues. La vision est redevenue normale.

ANATOMIE PATHOLOGIQUE DE LA RÉTINITE ALBUMINURIQUE

Turck (1) signale le premier la dégénérescence graisseuse
de la rétine.

Heymann (2) donne ses résultats dans une autopsie qu'il
avait pu pratiquer de rétinite albuminurique.

M. le professeur Panas, dans son *Atlas d'anatomie pathologique de l'œil*, donne deux examens de rétinite albuminurique.
Nous rapporterons le premier de ces cas qui présente le plus
grand intérêt, nous y joindrons les remarques dont l'accom-
pagne M. Panas.

Rétinite albuminurique. — Néphrite scarlatineuse. — Mort par pneumonie.

Joyer..., âgé de vingt-trois ans, monteur, entre, le 2 janvier 1877, salle
Saint-Landry, dans le service de M. le Dr Raynaud. Ce malade vient se
plaignant de douleurs lombaires, de fièvre, de troubles de la vue, de toux
et de dyspnée.

Antécédents. — Il est impossible d'obtenir de lui des éclaircissements
touchant ses antécédents personnels ou de famille ; tout ce qu'on peut
savoir, c'est qu'il a eu la scarlatine dans le courant de décembre. Il était
tout à fait convalescent et commençait déjà à travailler quand survin-
rent les complications. C'était du 28 au 30 décembre, et la scarlatine
avait commencé dans les premiers jours du mois. Le 29 décembre, il a
été pris brusquement de frissons et de douleurs lombaires très violentes ;
il avait aussi un grand mal de tête, comme au commencement de la
scarlatine. Les jours suivants il s'aperçut que sa vue s'obscurcissait ; en
même temps il se sentait oppressé, toussait et crachait beaucoup.

3 janvier. On essaie de faire lire le malade ; c'est à peine s'il reconnaît
les plus gros caractères à une distance de 30 à 40 centimètres ; les deux

(1) Turck. *Zeitschr, Ges. Wiener, Ärzte,* 1850.
(2) Heymann, *Archiv f. Ophthalm.,* Band IV, 1853.

yeux sont malades, et ce sont plutôt des lacunes du champ visuel qu'un trouble général de la vision.

On le sonde (car il urine fort peu) et on constate un précipité albumineux des plus abondants.

L'auscultation révèle un souffle tubaire très net au sommet droit, le même souffle à la base gauche.... Le malade est très oppressé et a du délire par intermittences. Température 38°,4 le matin, 39°,2 le soir.

Le 4 janvier, mêmes symptômes, la vue est de plus en plus mauvaise.

6 janvier. La dyspnée est beaucoup plus grande que les jours précédents, le malade est dans un coma profond. L'examen ophtalmoscopique révèle de larges exsudats blanchâtres à la surface de la rétine des deux côtés, les papilles sont effacées.

Examen histologique de l'œil. — On voit la couche des cônes et des bâtonnets et celle de la limitante externe parfaitement saines. La couche externe des grains l'est également, ainsi que la couche interne, sauf qu'elles sont en certains points refoulées et en partie détruites par le gonflement des couches internes de la rétine. La couche intergranulaire est non seulement conservée, mais les fibres radiées qui la traversent sont de toute beauté, par suite probablement de l'infiltration séreuse qui a dû écarter ces fibres entre elles.

Les lésions véritablement importantes existent dans la couche des fibres nerveuses. Cette partie de la rétine sur des coupes se trouve infiltrée par un exsudat séro-albumineux qui ne donne pas de réaction avec l'acide osmique, après macération dans la liqueur de Müller. On note sur une coupe perpendiculaire un vaisseau rétinien dont la membrane adventice est très hypertrophiée, tandis que la lumière est conservée et contient encore des globules sanguins.

M. Panas, à la suite de ce cas, se demande au sujet de la pathogénie quel rôle on doit faire jouer à l'altération chimique du sang, aux lésions vasculaires ou à l'hypertrophie ventriculaire (Traube). Comme dans son observation il n'existait que du gonflement des fibres nerveuses, il se demande si ce n'est pas la règle dans les albuminuries transitoires, et, enfin, si les lésions survenant ultérieurement dans le tissu rétinien ne seraient pas produites par la gêne de nutrition consécutive à l'œdème.

M. Panas insiste aussi sur ce fait que les plaques blanches relèvent de l'exsudation et non d'une transformation granulo-graisseuse des plaques hémorragiques préexistantes.

Poncet (1), dans une série d'études anatomo-pathologiques avec figures relatives à la rétinite albuminurique, signale l'existence des éléments cellulaires entassés dans le corps vitré en dedans de la rétine ; il montre les fibres de Müller repoussées latéralement, décrivant une courbe en demi-cercle avant de rejoindre les autres couches de la rétine. Il signale encore l'hypertrophie des fibres optiques, l'intégrité remarquable de la couche des cônes et des bâtonnets, la présence de petites amas graisseux, l'existence de lésions vasculaires ; il note des lésions d'endartérites. Il avait aussi vu que les taches dites graisseuses ne sont pas constituées en majorité par de la graisse, mais « par une substance colloïde qui réfracte plus fortement la lumière que les exsudats et sont remarquables à l'ophtalmoscope à l'image droite par leur aspect pointillé et brillant ».

Il insiste notamment sur l'existence des épanchements fibrineux disposés en minces fibrilles et formant un réseau inextricable.

Il note enfin que la résorption de ces épanchement fibrineux rend compte de l'amélioration signalée dans les rétinites albuminuriques.

Dans un cas il note l'endartérite de l'artère centrale du nerf optique.

Après avoir dit que la lésion de la choroïde n'est pas très fréquente, il décrit la dégénérescence colloïde des vaisseaux et des capillaires.

L'archiduc Charles de Bavière présente une étude anatomo-pathologique étendue de la question. On la trouvera presque en entier traduite dans le traité de Wecker et Landolt. L'auteur insiste surtout sur les altérations vasculaires dont il

(1) *Atlas des maladies profondes de l'œil*, 1879.

donne d'excellentes figures. Pour lui, la lésion essentielle
serait constituée par les altérations des vaisseaux rétiniens et
choroïdiens. Le point de départ des phénomènes d'endartérite se ferait au niveau de la gaine lymphatique des vaisseaux.
Les lésions se localisent aux endroits où la vascularisation
est la plus active, c'est-à-dire dans la papille et au voisinage
de la macula.

Deux années après le travail du duc Charles Théodore,
Weeks publiait un travail important basé sur six observations
anatomo-pathologiques, parmi lesquelles il rapporte un cas
de *glaucome* consécutif à cette forme de rétinite.

La première observation concerne un malade albuminurique depuis plus de deux ans. L'œil droit présentait les
signes classiques de la rétinite albuminurique. Il se fit ultérieurement des hémorragies dans le vitré ; le tonus de l'œil
augmenta et l'on dut pratiquer l'énucléation pour accidents
glaucomateux.

Voici l'examen que nous donne Weeks. Notable altération
de la rétine. La membrane limitante interne est très épaisse,
l'œdème de la couche des fibres nerveuses lui donne un
aspect ondulé.

Les fibres nerveuses sont gonflées par imbibition. Petite
infiltration leucocytaire, surtout nombreuse au voisinage des
vaisseaux. Il existe dans toute cette couche des hémorragies
diffuses.

Il s'y rencontre des dépôts de substance colloïde. Les
artères sont rétrécies par altérations de leurs parois. Les
veines sont dilatées et gorgées de sang.

Les cellules ganglionnaires sont en beaucoup d'endroits
comprimées par l'exsudat, elles sont gonflées et plus marquées que dans la rétine normale. Il existe une altération des
couches granuleuses et intergranuleuses. Par places la rétine
est presque normale. Pas d'altérations de la couche des cônes
et des bâtonnets. L'œdème et les hémorragies vont presque
jusque l'ora serrata. Excavation glaucomateuse de 1 milli-

mètre environ. Nombreuses hémorragies dans le tissu de la papille.

L'altération des parois vasculaires consiste en une dégénérescence hyaline de la couche interne et d'une partie de la couche musculeuse des grandes et des petites artères. Les noyaux endothéliaux de l'intima sont pressés au centre du canal de l'artère.

Dans une deuxième observation relative à un albuminurique ayant succombé à un accès d'urémie, après avoir présenté des signes de neuro-rétinite avec nombreuses taches exsudatives, il constate un œdème généralisé de la couche des fibres nerveuses qui, en beaucoup d'endroits, dépasse de trois à quatre fois l'épaisseur normale. Pas de changement dans la couche des cellules ganglionnaires. Nombreux espaces contenant un exsudat coagulé dans la couche des grains internes. Les fibres de Müller sont allongées et tuméfiées. Légère dégénérescence fibro-hyaline des parois vasculaires.

Dans un troisième cas il note l'aspect ondulé de la limitante interne par suite de l'œdème des fibres nerveuses. Épaississement léger des parois artérielles par dégénérescence hyaline. Les cellules ganglionnaires sont très volumineuses, mais ne présentent pas d'altérations dégénératives.

Dans l'observation suivante, il remarque que les altérations semblent limitées à la papille et au nerf optique. La papille est surélevée de 1 à 2 millimètres. Les artères montrent une dégénérescence hyaline de leur intima. Ce qu'il y a de particulier dans ce cas, c'est qu'avec une altération inflammatoire notable du nerf, la rétine soit restée à peu près indemne. La coupe du nerf optique présente une infiltration leucocytaire abondante. Les parois artérielles et veineuses sont très altérées, leur lumière est très rétrécie. Les espaces vasculaires sont très dilatés. Weeks dit qu'en somme la préparation ressemble beaucoup, abstraction faite de l'altération vasculaire, à une névrite interstitielle subaiguë comme on en trouve à la suite de méningite ou de tumeur cérébrale.

. Dans un cinquième cas il décrit des altérations limitées autour de la papille de la couche des fibres nerveuses et de la couche des cellules ganglionnaires. Exsudats fibrineux et petites hémorragies. Légère dégénérescence hyaline des artères.

Le dernier cas donne à Weeks, au point de vue de l'examen anatomo-pathologique, les résultats suivants :

Œdème de la couche des fibres nerveuses, petites hémorragies au voisinage de la papille et de la macula. Les globules rouges se montrent non seulement dans la couche des fibres nerveuses, mais aussi dans les parties plus profondes de la rétine.

La papillite est très prononcée, l'élévation atteint une hauteur de 1 millimètre ; cette élévation est surtout produite par le gonflement œdémateux. Peu d'altérations des parois vasculaires. Ce qui frappe dans ce dernier cas, c'est l'altération très prononcée de la choroïde qui est dilatée en beaucoup d'endroits par une masse de globules rouges. La dégénérescence hyaline des parois vasculaires, artères et veines, a atteint un si haut degré que la lumière de certaines petites artères est complètement oblitérée.

Dégénérescence hyaline de la paroi artérielle sur les coupes du nerf optique. Pas d'altérations des faisceaux nerveux.

Gurwitsch puis Dimmer et Nuel s'attachent à élucider certains points anatomo-pathologiques de la rétinite albuminurique.

Dimmer, au Congrès d'Édimbourg, décrit dans la couche de Henle des cellules en voie de dégénérescence granulo-graisseuse auxquelles il attribue la production de la constellation maculaire.

Pagenstecher et Genth figurent dans leur Atlas des altérations analogues. Mais, ainsi que le fait remarquer Nuel, ces altérations sont des altérations post mortem que l'on peut retrouver dans toutes les rétines. De plus, elles ne sont pas systématisées autour de la macula et on ne saurait expliquer de cette manière la figure étoilée.

Nuel (1) examine deux cas où il avait constaté l'existence de la constellation périmaculaire.

Pour lui, la lésion capitale siège dans la couche de Henle.

On trouve en effet dans des lacunes de cette couche des exsudats homogènes vivement colorés par l'éosine. A ces globes exsudatifs sont accolées des cellules à protoplasma granuleux, des leucocytes.

Le centre même de la fovea ne renferme ni lacunes ni globes exsudatifs.

Les globes exsudatifs cessent, d'autre part, à peu près complètement en dehors de la région maculaire.

La présence des cellules migratrices montre bien qu'il ne s'agit pas d'altérations post mortem.

L'étoile périmaculaire serait ainsi produite par des exsudats albumineux à l'intérieur de la couche des fibres de Henle.

Moglie, dans une étude sur la rétinite albuminurique, après avoir signalé le gonflement œdémateux des fibres de la couche optique, l'altération des cellules ganglionnaires tuméfiées par l'œdème, l'existence de cavités plus ou moins grandes des couches granuleuses, arrive à cette conclusion que ce qui domine le tableau anatomo-pathologique ce sont les lésions des vaisseaux. Dans un de ses cas Moglie note l'atrophie de la rétine presque complètement dégénérée et remplacée par du tissu conjonctif, une sclérose rétinienne presque totale. Les lésions primitives seraient les altérations vasculaires, dégénérescence hyaline, endartérite proliférante, sclérose des parois ; d'elles découleraient toutes les autres altérations.

C'est à cette opinion que se range aussi König (2).

Il nous faut arriver en 1899 aux études de Von Michel pour trouver un nouveau travail d'ensemble sur les lésions histo-

---

(1) Nuel, *Archives d'ophtalmologie*, 1895.
(2) König, *De l'artériosclérose et des altérations oculaires qui en dépendent* (Thèse, 1890).

logiques de la rétinite albuminurique. C'est à l'occasion d'études sur l'importance des thromboses spontanées dans la pathogénie de diverses altérations de la rétinite qu'il rapporte deux observations très intéressantes de rétinite brightique.

La première concerne une albuminurique âgée de cinquante-six ans, observée pendant près de deux ans et qui avait aux deux yeux des lésions de rétinite albuminurique des plus caractérisées; tout le système artériel était athéromateux.

L'artère centrale de la rétine présente un thrombus qui s'étend depuis l'entrée de l'artère centrale de la rétine jusqu'au voisinage de la lame criblée; le thrombus ne remplit pas complètement la lumière de l'artère, l'endothélium est détaché par places; ce thrombus devait remonter à un ou deux mois. Il suppose que le thrombus, au début, remplissait complètement la lumière du vaisseau et que progressivement, par suite de l'adhérence de l'endothélium au caillot, il se fit dans cet endothélium une fissure étroite par laquelle la circulation put se rétablir dans l'artère centrale de la rétine. Von Michel rapporte ce thrombus à une origine marastique.

Il note les altérations rétiniennes suivantes : hémorragies dans la couche des fibres nerveuses ; les cellules ganglionnaires sont diminuées de nombre par places, ratatinées en certains endroits, hypertrophiées en d'autres, elles apparaissent comme gonflées ; le noyau se colore mal, le protoplasma contient des granulations troubles et graisseuses.

Dans une autre observation de rétinite albuminurique, il note du côté gauche une thrombose de la veine centrale.

En résumé, Von Michel conclut à une endartérite et une phlébite proliférante qui épargne les gros vaisseaux, mais atteint d'une manière intense les plus petits. Il interprète les thromboses des veines centrales comme le résultat d'une origine marastique. Il note dans la rétine, des hémorragies en foyers, des coagulations d'albumine et des exsudations fibrineuses. Les coagulations fibrineuses se trouvent à la surface interne de la rétine, entre cette dernière et la membrane hyaloïde, de sorte que cette dernière membrane est plissée.

Nous trouvons dans Wehrli deux observations de glaucomes survenus dans la rétinite albuminurique. Nous résumerons ces deux observations.

G. M..., trente-sept ans. Glaucome presque absolu à droite, rétinite albuminurique à gauche. Albumine $0^{gr},50$. Énucléation de l'œil droit en août 1895. Le malade entre à nouveau en juillet 1896, avec le diagnostic de rétinite proliférante... fond d'œil presque inéclairable. T $+$ 1.

Dans son examen microscopique, il note l'oblitération presque complète du canal Schlemm. La chambre antérieure est remplie d'un feutrage de fines fibres, se colorant en rose par l'éosine et qu'il rapporte à la coagulation de l'humeur aqueuse fibrineuse. La choroïde est d'épaisseur normale, les gros vaisseaux aplatis et vides ne contiennent que peu de globules. La rétine n'est reliée à la choroïde qu'au niveau de l'ora serrata et autour du nerf optique.

Toutes les parties de la rétine sont atteintes, mais surtout au niveau de la région maculaire.

Les hémorragies sont nombreuses. Les vaisseaux rétiniens sont altérés, leurs parois présentent de nombreux épaississements allant jusqu'à oblitération complète. Hypertrophie considérable du tissu de soutien ; les fibres de Müller sont épaissies. Dans les artères de la rétine, on rencontre tous les stades de l'endartérite chronique déformante.

Dans sa deuxième observation, il s'agit d'un homme de cinquante ans, dyspnéique depuis dix ans, ayant eu des épistaxis répétées et dont les urines contenaient $1^{gr},25$ d'albumine. L'œil gauche présentait une papillite énorme avec grandes plaques blanches et hémorragies. Le malade distingue seulement le passage de la main. Par le traitement, l'albumine tombe à $0^{gr},20$ Un mois environ après, le malade ressent de

violents maux de tête à gauche et éprouve une sensation dans
l'œil. Tonus + 3. L'iridectomie pratiquée est suivie d'une
forte hémorragie.

Comme les accidents ne s'amendaient pas, on pratique
l'énucléation.

A l'examen microscopique, Wehrli note l'oblitération complète du canal de Schlemm. Au voisinage de l'iridectomie
et comme dans le cas précédent, il retrouve les altérations
dégénératives des parois des vaisseaux rétiniens.

Dans certains cas, la rétinite albuminurique peut se com-
pliquer d'un état bizarre pouvant faire penser à une tumeur
intra-oculaire ; tel est le cas signalé par Ewetzki (1). Il s'agissait
d'un malade entré à la clinique des yeux de Moscou le 24 novembre 1894 : artérioscléreux, avec hypertrophie cardiaque,
grande quantité d'albumine.

L'œil gauche présente l'aspect suivant : la rétine est un peu
trouble ; à une certaine distance de la papille, taches blanches
de différentes grandeurs, hémorragies au voisinage d'un tronc
veineux. Dans la macula, petites taches mal limitées de couleur blanc jaunâtre. V = 0,6.

L'œil droit montre une cornée normale, la chambre antérieure très diminuée, la pupille dilatée ne réagissant pas. La
pression intra-oculaire est très augmentée, reflet rouge gris
du fond de l'œil, limité par une fente constituée par deux
masses noirâtres, situées en arrière du cristallin ; la rétine est
presque complètement décollée. Le malade compte les doigts
à 2 mètres.

On porte le diagnostic de sarcome intra-oculaire coexistant
avec une rétinite albuminurique.

Énucléation de l'œil droit, le 25 février. La rétine et la choroïde sont décollées, elles sont séparées de la choroïde par
une masse coagulée de couleur grise et sans structure déter-
minée. L'espace du vitré est rempli par une masse solide gri-

____

(1) Ewetzki, *Arch. f. Augenheilk.* 1898.

jaunâtre. Cette masse grise est constituée par un exsudat fibrineux.

Œdème rétinien très prononcé. Il existait une notable altération des vaisseaux rétiniens avec épaississement de la paroi vasculaire, allant en certains points jusqu'à l'oblitération. Les altérations vasculaires de la choroïde sont surtout prononcées dans la couche des moyens vaisseaux. En général les altérations des veines sont moins prononcées et plus discrètes que celles des artères.

Ewetski conclut de son examen au rôle capital des altérations vasculaires.

Il fait remarquer que l'altération porte également sur les vaisseaux veineux.

Ces altérations vasculaires expliqueraient la gêne de la circulation sanguine se traduisant non seulement par des hémorragies, mais encore par une abondante transsudation dans les membranes de l'œil et dans les différents espaces oculaires.

Les troubles de nutrition amènent des manifestations à caractère dégénératif. L'exsudat répandu dans les cavités kystiques détruit mécaniquement la délicate structure de la rétine.

En ne tenant compte que des lésions habituellement observées, nous pouvons résumer de la façon suivante les lésions oculaires de la rétinite albuminurique.

D'une façon générale, les couches externes de la rétine, névro-épithélium, sont relativement épargnées, les lésions observées sont assez inconstantes et, dans tous les cas, toujours secondaires.

Les lésions des couches internes nous attarderont davantage.

La couche des fibres nerveuses est presque constamment distendue par l'œdème, les fibres nerveuses parfois gonflées ; on sait que c'est à cet œdème des fibres nerveuses que l'on a rapporté l'existence des plaques blanchâtres observées à l'ophtalmoscope.

Dans tous les cas ce gonflement amène une saillie de la

limitante interne à l'intérieur du vitré. Les cellules ganglionnaires sont souvent tuméfiées et hydropiques. Ces deux couches sont fréquemment le siège d'hémorragies plus ou moins diffuses. Dans la couche des grains internes et dans l'assise ganglionnaire plexiforme interne, on observe des cavités kystiques nombreuses plus ou moins étendues donnant à la rétine un aspect grillagé des plus caractéristiques.

Les lésions périmaculaires sont dues à une exsudation produite le long des fibres de Henle.

Le nerf optique ne présente jamais d'altération dans sa portion rétro-bulbaire, mais en revanche l'extrémité interne est dans nombre de cas le siège d'une papillite pouvant, dans certains cas, être presque aussi accusée que la papillite des tumeurs cérébrales.

Les altérations vasculaires signalées par tous les auteurs sont éminemment diffuses, on les trouve depuis les gros vaisseaux (artères et veines centrales), où elles produisent les altérations marastiques signalées par V. Michel, jusqu'aux plus petites artérioles rétiniennes et choroïdiennes.

La choroïde présente des altérations vasculaires de même ordre, endartérite oblitérante et dégénérescence hyaline des parois.

On n'a jamais observé de lésions de la sclérotique.

Nous laissons de côté certains cas exceptionnels observés en même temps que la rétinite albuminurique.

Nous allons voir comment ces observations se rapprochent ou s'éloignent de nos observations personnelles.

OBSERVATION I. — **Rétinite albuminurique.**

Au voisinage de la papille toutes les couches de la rétine sont œdémateuses, le maximum de l'œdème porte sur la couche des fibres nerveuses, les fibres de soutien distendues par l'œdème laissent entre elles des espaces clairs ; à la partie interne, on constate à la surface de la rétine un volumineux exsudat coloré en rose clair et présentant un aspect fibrillaire à un grossissement fort. La limitante interne est par endroits décollée par un exsudat granuleux ; dans le pied des fibres de Müller, il existe des granulations assez abondantes et qui paraissent localisées à ce point.

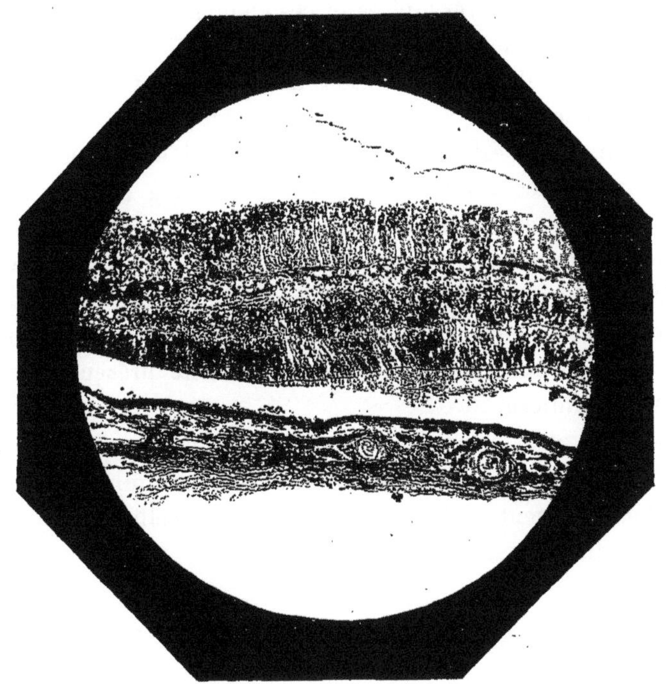

Fig. 1. — Coupe de la rétine et de la choroïde. On remarque de nombreuse hémorragies dans les différentes couches de la rétine.

Les artères présentent des lésions d'artérite proliférante, mais ne sont pas oblitérées, les veines ont en partie conservé leur calibre, mais leur paroi est infiltrée de petites cellules.

Dans les couches de grains plus ou moins marqués suivant les endroits, on note l'existence de loges vacuolaires remplies d'un exsudat fibrineux qu'on ne peut confondre, ni par leur situation, ni par leur constitution, avec les plexus nerveux fibrillaires de la rétine. Principalement dans la couche des grains externes, on rencontre en assez grande abondance des éléments d'aspect vésiculeux ayant les dimensions et à peu près l'aspect d'une vésicule adipeuse ayant un contenu granuleux, et montrant quelquefois un noyau mal coloré. Dans les préparations de cette rétine la couche des cônes et des bâtonnets est très altérée et ces éléments sont ou disparus ou présentent les aspects de déformations en masse ou en boule ; peut-être y a-t-il lieu d'incriminer une altération d'ordre cadavérique.

La choroïde est légèrement épaissie, il existe peu d'hémorragies ; les veines sont gorgées de sang et leur paroi ne présente pas d'altération notable. Au contraire, la grande majorité des artères présentent des degrés divers de dégénérescence. Les unes sont plus ou moins oblitérées par la prolifération de l'endothélium, beaucoup d'autres ne sont plus représentées que par un cordon hyalin ne présentant plus trace de lumière.

L'artère et la veine centrale du nerf optique sont saines ; cependant sur les coupes on note un certain nombre de petits vaisseaux présentant des lésions analogues à celles de la rétine et de la choroïde.

OBSERVATION II. — **Rétinite albuminurique.**

Guillaume K..., trente-trois ans. Néphrite chronique, 1ᵍʳ,50 d'albumine.

L'examen ophtalmoscopique a été pratiqué par le Dʳ Rochon-Duvigneaud à l'hôpital du Perpétuel-Secours, dirigé par M. Lancereaux, le 4 octobre 1900. Dans cet examen, il ne note ni turgescence, ni sinuosités des vaisseaux, ni autres altérations.

Le 10 janvier. Minuscule plaque blanche au niveau de l'œil droit, à 1 diamètre papillaire au-dessous de la papille ; rien de semblable à gauche.

Le 7 mars 1901. Rétinite albuminurique classique. Papilles troubles, le trouble s'étend à la région péripapillaire de la rétine ; quelques hémorragies, taches blanches, constellation périmaculaire. L'acuité est cependant peu diminuée, sauf de l'œil droit.

Le 21 mars. Même état ophtalmoscopique.

Le 25 avril. La rétinite est beaucoup plus intense, elle est surtout caractérisée par un œdème blanchâtre englobant la papille et la région péripapillaire. Il existe un décollement des deux rétines. Le segment supérieur des rétines est d'aspect normal.

L'intérêt clinique de cette observation réside en la constatation du début de la rétinite par la petite plaque blanche constatée.

A l'examen des coupes, nous trouvons les altérations suivantes :

Œil gauche. Papillite intense. Les fibres du nerf optique sont distendues par l'œdème. En dehors de la papille, on constate de l'œdème de toutes les couches internes de la rétine. Les couches des grains conservent leur ordonnance normale.

On note au niveau de l'œil droit les mêmes altérations œdémateuses de la papille. La rétine est décollée par un exsudat homogène se colorant en rose par le carmin. Les grosses lésions et l'épaississement de la rétine sont limitées à la zone péripapillaire. A 3 ou 4 millimètres de la papille la rétine reprend son épaisseur normale.

La couche des fibres nerveuses est œdémateuse.

Il existe des hémorragies dans les couches de grains.

Ce qui frappe au premier aspect, c'est le petit nombre des altérations des vaisseaux. A 2 millimètres de la papille, on voit une artériole qui ne présente qu'un léger épaississement de ses parois, l'endothélium est conservé ; une veine au voisinage paraît tout à fait normale. Dans une coupe, on rencontre cependant, à quelques millimètres de la papille, une petite artériole oblitérée, ce qui, dans ce cas, constitue une véritable exception.

Dans la choroïde qui est à peine ou pas épaissie, le nombre des artères malades est plus considérable que dans la rétine.

Dans la région équatoriale de la rétine, on constate une migration des cellules de l'épithélium pigmentaire dans la

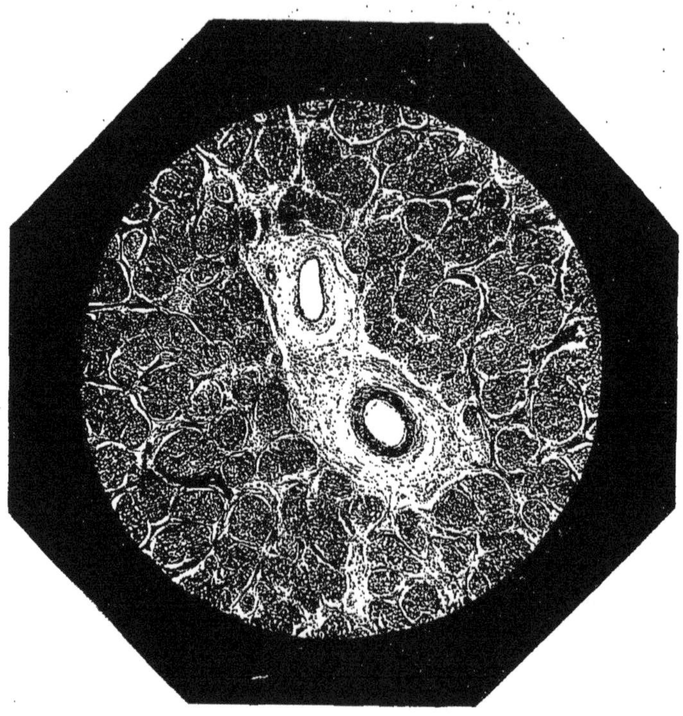

Fig. 2. — Coupe du nerf optique. O D. L'artère et la veine centrale ont leur aspect normal.

couche des bâtonnets et même plus profondément dans la rétine. Dans les couches externes de la rétine, on note la présence d'éléments vésiculeux dont le noyau est légèrement teinté en gris par l'acide osmique.

Les vaisseaux centraux du nerf optique sont normaux, la plupart des capillaires et artérioles ont leur calibre conservé. Les faisceaux nerveux sont normaux.

Rétinite albuminurique. — Néphrite chronique.

Louise B..., quarante-cinq ans. Depuis deux ans, crises d'étouffements ; depuis un an, jambes très enflées, coma uré-

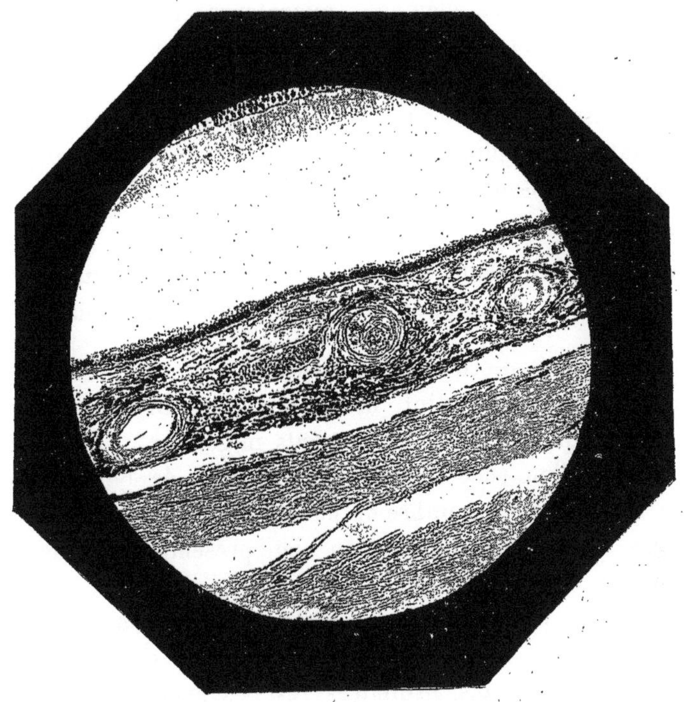

Fig. 3. — Cette figure montre l'épaississement de la choroïde qui parait ondulée au niveau des vaisseaux malades. Au centre, coupe d'une artère dégénérée, la tunique interne est fortement épaissie. La tunique moyenne semble dissociée et remplie par un détritus sans noyaux contenant des amas de substance graisseuse.

mique. Mort 7 mai 1901. Rétinite albuminurique constatée par le Dr Rochon-Duvigneaud, le 28 mars 1901.

L'examen microscopique nous permet de constater des altérations œdémateuses très prononcées de la rétine portant sur la couche des grains internes et la couche intergranuleuse. Les fibres de soutien distendues par l'œdème donnent à la coupe un aspect grillagé. L'œdème va en diminuant à partir de la papille. Ce qui frappe, c'est l'abondance des lésions vasculaires tant dans la rétine que dans la choroïde. On ne rencontre pas de dégénérescence graisseuse. Les seuls éléments que les vapeurs osmiques aient ici colorés en noir paraissent être des éléments migrateurs. La plupart des artères choroïdiennes présentent des altérations énormes de leur paroi allant jusqu'à l'oblitération complète.

Les vaisseaux centraux ne présentent pas d'altération appréciable, et la plupart des capillaires ne montrent aucune altération. Le tissu nerveux lui-même est normal.

Rétinite albuminurique. — **Guérie.** (Cas de Eintr., cité plus haut.) Première observation de M. Rochon-Duvigneaud.

L'observation microscopique montre qu'on ne trouve dans la rétine en aucun point, ni hémorragies, ni infiltrations fibrineuses quelconques, ni éléments migrateurs. Les seules lésions que l'on rencontre sont au niveau de l'épithélium pigmentaire, qui en nombre de points est ou dépigmenté, les cellules restant à leur place, ou bien présente une désagrégation des cellules, ce qui donne lieu à un magma farci de granulations pigmentaires ou même de cellules entières déplacées. A un fort grossissement, on trouve dans la rétine quelques petits amas brunâtres restes d'anciennes hémorragies.

Les vaisseaux rétiniens paraissent perméables, et présentent peu d'altérations ; cependant dans la choroïde, on note la présence d'un certain nombre d'artères à parois légèrement épaissies et à lumière diminuée.

Tout près de la papille du côté temporal, on trouve un petit peloton d'artères choroïdiennes qui sont oblitérées.

Rétinite albuminurique. — Guérie. (Deuxième observation de M. Rochon-Duvigneaud.)

Dans les coupes, on ne trouve pas de vaisseaux oblitérés, tous les vaisseaux ont conservé leur lumière, quelques-uns

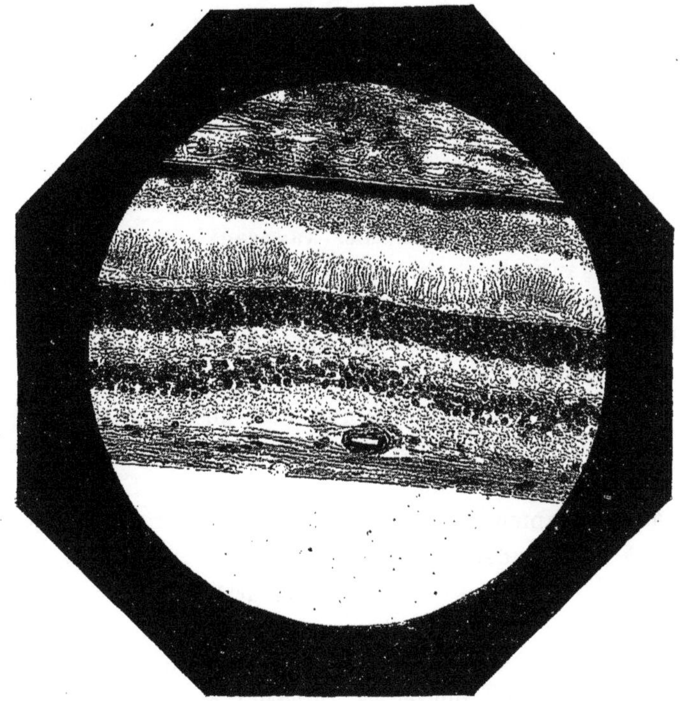

Fig. 4. — Disposition des couches de la rétine dans ce cas. On note la présence d'un vaisseau, dans la couche des fibres, dont les parois sont légèrement épaissies.

présentent cependant un léger épaississement de leur paroi ; autour de certaines veines, on observe une zone de périphlébite.

Dans la rétine, la seule altération apparente consiste en quelques cicatrices occupant la surface externe englobant le pigment rétinien, et correspondant évidemment aux petites taches noires disséminées observées à l'ophtalmoscope.

Les nerfs optiques sont très réduits de volume, surtout le gauche.

A un faible grossissement, on remarque un épaississement des travées conjonctives interfasciculaires dû à la rétraction de ces travées par suite de la diminution de volume des faisceaux nerveux. Ni dans les travées conjonctives, ni dans les faisceaux nerveux, il n'existe de trace d'un processus inflammatoire; on ne trouve pas d'amas migrateurs, ni de cellules proliférées. Il paraît, dans ce cas, s'agir uniquement d'une dégénérescence ascendante du nerf consécutive à la disparition d'un grand nombre de cellules ganglionnaires de la rétine. Les vaisseaux du nerf optique sont normaux, les petits vaisseaux ne paraissent pas non plus malades.

Les mêmes remarques s'appliquent au nerf optique gauche dont l'atrophie est seulement beaucoup plus prononcée, et qui n'a conservé de myéline que dans un très petit nombre de faisceaux, qui du reste ne sont pas groupés d'une façon régulière sur la coupe du nerf.

Dans les examens anatomo-pathologiques que nous avons pu faire, à ne considérer que les altérations vasculaires, nous voyons que dans le cas de *Marie R...*, les artères de la rétine présentent des lésions d'artérite, mais ne sont pas oblitérées, les artères de la chroïde sont atteintes à un plus haut degré et quelques-unes sont oblitérées. Intégrité de l'artère et de la veine centrale du nerf optique.

Dans le cas de Guillaume, les vaisseaux rétiniens sont peu altérés, cependant il existe de petites artérioles oblitérées; les vaisseaux de la choroïde sont beaucoup plus malades, les gros vaisseaux, aussi bien les artères que les veines, sont profondément lésés, présentant tantôt un épaississement partiel ou total de leur paroi, tantôt une infiltration hémorragique du thrombus; certains de ces vaisseaux présentent une infiltration de leurs parois par des éléments colorés en noir par l'acide osmique.

Les vaisseaux centraux du nerf optique sont normaux.

Dans le cas de Louise B..., les lésions vasculaires sont très marquées, mais avec un maximum d'altérations au niveau des vaisseaux choroïdiens. Les artères présentent des lésions allant jusqu'à l'oblitération complète, les veines paraissent normales. — Intégrité des vaisseaux centraux du nerf optique.

Sur les coupes des yeux de Eintring..., les lésions vasculaires sont infiniment peu marquées, et c'est en examinant un grand nombre de coupes qu'il nous a été donné de voir des altérations vasculaires légères au niveau des quelques vaisseaux choroïdiens. Les vaisseaux du nerf optique ne présentent pas d'altérations.

Enfin, dans le cas de Marguerite O..., malgré des lésions artérioscléreuses disséminées et un état très prononcé d'athérome de l'aorte, des reins petits, durs, se décortiquant difficilement, les seules lésions vasculaires de la rétine sont très peu appréciables. Pas d'oblitération vasculaire ; léger épaississement des parois seulement en certains points.

Remarques. — De l'ensemble de nos examens, il résulte que les altérations vasculaires sont irrégulières. Dans nos observations, les lésions vasculaires prédominent au niveau de la choroïde.

Nous avons noté enfin, d'une façon constante, l'intégrité des vaisseaux centraux du nerf optique. A signaler encore, dans le dernier cas, des altérations nerveuses, d'origine ascendante, relevant probablement de l'altération des cellules ganglionnaires.

Dans ces pièces fixées par les vapeurs osmiques ou dans le Müller osmié, nous n'avons pas rencontré de plaques graisseuses à proprement parler, et, sans aller jusqu'à partager entièrement à ce sujet l'opinion de Weeks qui les considère comme des altérations secondaires dues à l'action des réactifs, nous pensons que cette dégénérescence est peu prononcée et qu'elle ne se rencontre que dans les altérations très anciennes.

Si nous résumons ici les opinions des auteurs, au point de vue de la physiologie pathologique de la rétinite albuminurique, nous voyons que la plupart des auteurs, surtout depuis le travail de l'archiduc Charles Théodore, s'accordent à faire jouer le principal rôle aux altérations vasculaires. — Ce serait d'elles que dépendraient toutes les autres lésions. Cependant, pressentant ce que cette opinion peut avoir déjà de trop absolu, nous voyons Weeks diviser les rétinites albuminuriques en deux classes, les unes dépendant d'une action toxique, les autres relevant d'une altération vasculaire. Dans la première, la maladie du rein précéderait toujours la maladie de la rétine ; à ce groupe appartiendraient les rétinites de la grossesse, de la scarlatine, de la diphtérie, etc... ; dans la seconde, il s'agit d'une affection vasculaire survenant en même temps que l'altération rénale. L'une caractérisée par de l'œdème, des exsudats blancs, des hémorragies tardives, l'autre par des hémorragies précoces et secondairement de l'œdème et des taches blanches.

Cette division, au premier abord très séduisante, ne nous permet point facilement de comprendre les faits de guérison, survenant même chez des artério scléreux, chez des malades atteints de néphrite interstitielle.

Aussi, nous rattachant à d'idée primitivement émise par M. Panas, il nous paraît légitime d'admettre que l'image ophtalmoscopique de la rétinite albuminurique est d'abord fonction de l'intoxication.

Les phénomènes premiers en date sont caractérisés par les exsudats séreux et albumineux dans la couche intergranuleuse et entraînant de l'œdème des fibres optiques accompagnées ou non d'hémorragie. Les hémorragies constituent un phénomène accessoire; elles peuvent être, en effet, fonction de l'altération vasculaire, ou peuvent se faire par simple transsudation à travers les vaisseaux. A ce propos, Potain et

König font jouer un rôle important aux contractions vasculaires réflexes. Il s'agirait d'œdèmes primitifs localisés à la rétine. D'une façon plus ou moins précoce, des altérations vasculaires peuvent ensuite se produire, mais elles sont secondaires aux précédentes altérations.

Nous considérons donc, à ce point de vue, deux variétés de rétinites. Des rétinites simples où seuls dominent les faits d'ordre toxique facilement susceptibles de régression, mais capables néanmoins d'entraîner des lésions persistantes par altération des cellules ganglionnaires, pouvant amener secondairement une atrophie optique, par exemple.

Les complications anatomiques et cliniques sont de divers ordres.

Parmi les complications, il nous faut citer : le décollement rétinien qui est une complication relativement rare. Signalé en 1855 par De Graef, il a été rencontré par Galezowski cinq fois sur 645 cas. Schlæsinger sur 43 cas de rétinite albuminurique le note deux fois. Nous l'avons rencontré une fois sur les cinq cas de rétinite albuminurique que nous avons examinés. Ce décollement doit être attribué à la présence de l'exsudat sous-rétinien. Il n'est pas étonnant qu'avec une choroïde aussi malade il puisse se produire des exsudats d'origine choroïdienne. Leber admet comme cause déterminante une rétraction du vitré attirant à lui la rétine.

Le glaucome à titre de complication de la rétinite albuminurique est loin d'être exceptionnel.

Nous avons rapporté le cas de Weeks. Le glaucome a été également signalé par Graefe, Hutchinson, Pagenstecher et Schnabel. Wehrli enfin nous en a donné deux observations que nous avons rapportées. Il a été aussi noté par Jocqs.

Pour expliquer sa production, il est nécessaire d'admettre que les troubles de filtration et les altérations vasculaires existent de concert.

Toutes les parties de l'œil peuvent d'ailleurs présenter secondairement des altérations. C'est ainsi que l'on a noté des lésions du tractus uvéal. Leber rapporte une observation d'iritis albuminurique chez un malade de vingt et un ans, atteint de néphrite avec iritis séreuse double, troubles du vitré et choroïdite disséminée. V. Michel trouva parmi 84 cas d'iritis primitive, la néphrite chronique vingt-neuf fois, mais il est difficile de ne pas avoir de doute sur les relations de cause à effet de ces divers accidents.

Nous basant sur les faits indiscutables de guérison de rétinite albuminurique pouvant survenir à la fois dans les néphrites aiguës, mais aussi, comme l'a signalé Duvigneaud, et nous-même dans des néphrites chroniques, nous basant sur les observations anatomiques qui nous montrent la grande variabilité d'importance des lésions vasculaires, nous sommes conduit à envisager la rétinite albuminurique type comme fonction de l'intoxication relevant d'une gêne passagère ou durable de la fonction rénale, mais n'étant pas dans ses premières manifestations d'origine vasculaire.

Il nous paraît impossible d'admettre, ainsi que le voudrait Vennemann (1), une régression de lésions vasculaires aussi notables que celles que nous avons rencontrées et qui ont été décrites par les auteurs. Il s'agit là dans bien des cas de lésions incurables définitives, et la cause persistant, comment alors expliquer les faits de guérison? On comprend alors l'indépendance relative qui peut exister entre la rétinite et l'altération rénale; on se rend compte de ces faits où l'on voit l'état général s'améliorer et l'albumine diminuer ou même disparaître, tandis que la rétinite continue à évoluer, et d'autre part les faits où avec des rétinites légères, l'état général s'aggrave jusqu'à la mort.

Les recherches récentes et si intéressantes de Achard et Lœper (2) sur le mécanisme régulateur de la circulation du sang nous paraissent plaider en faveur de notre manière de voir. Partant de ce fait qu'il existe des voies de dérivation aux subs-

---

(1) Vennemann. *Bulletin de la Société française d'Ophtalmologie*, t. XVIII.
(2) Achard et Lœper, *Presse médicale*, 1901.

tances en excès dans le sang, fait prouvé par ce fait que le sérum des urémiques est souvent rencontré hypotoxique, ils ont montré que ces substances allaient se fixer dans certains organes. Il n'est pas impossible d'admettre que certaines substances toxiques dans l'urémie chronique viennent se fixer d'une façon plus ou moins durable au niveau de la rétine.

Lœper a vérifié le fait en ce qui concerne l'humeur aqueuse. Injectant à des lapins du ferrocyanure, il a vu que chez ceux d'entre ces animaux à qui il avait lié le pédicule rénal ou les uretères le ferrocyanure existait en plus grande quantité dans l'humeur aqueuse que dans le sang au bout d'un certain temps.

CONCLUSIONS

La rétinite albuminurique dans un certain nombre de cas peut guérir et non pas seulement dans les formes de néphrite aiguë passagère (grossesse, scarlatine, etc...), mais aussi, quoique plus rarement, il est vrai, dans les néphrites chroniques.

La rétinite albuminurique est fonction d'une auto-intoxication d'ordre spécial liée à un trouble permanent ou passager de la fonction rénale.

Par suite du manque d'examen anatomique de rétinite tout à fait au début de son évolution, nous ne savons pas encore par quelle modification histologique s'accusent les premiers stades de l'intoxication rétinienne. L'ophtalmoscope ne nous renseigne à ce sujet que d'une façon insuffisante ; cependant il nous montre, dans certains cas, qu'une rétinite albuminurique peut commencer par de minuscules points blancs sans que l'examen le plus attentif à l'image droite permette de constater encore d'altérations dans les vaisseaux de la rétine. Cette constatation ophtalmoscopique paraît favorable à cette opinion que les lésions vasculaires ne sont pas la cause de la rétinite mais sont secondaires, pouvant d'ailleurs se montrer avec une intensité variable à une époque plus ou moins rapprochée du début de la rétinite.

BIBLIOGRAPHIE

1850. TURCK. — *Zeitschrift d. Ges. Wiener Aerzte*, n° 4.

1856. HEYMANN. — *Arch. f. Opht.*, t. II.

1858. GRIFFIN. — *Dublin. med. Journ.*

LÉCORCHÉ. — Thèse de Paris.

1863. SECONDI. — *Giorn. d. oft. ital.*

1864. DE GRAEFE. — *Arch. f. Opht.*, t. II.

1867. PRINCE. — Thèse de Paris.

CARRERAS Y ARAGO. — *Compilador med.* Barcelone.

1868. BOUSSEAU. — Thèse de Paris.

1870. OFF. — Thèse de Paris.

1873. GALEZOWSKI. — *Union médicale.*

1877. LEBER. — *Græfe et Sæmisch*, t. V.

1878. PANAS. — *Leçons sur les rétinites.*

PONCET. — *Atlas d'anatomie pathologique de l'œil.*

1881. CAUDRON. — *Rev. clin. d'oculistique*, t. II.

1882. ABADIE. — *Union médicale.*

1883. YVERT. — *Recueil d'ophtalmologie.*

1884. PANAS. — Les rétinites hémorragiques. *Union médicale.*

SCHLOESINGER. — *Inaug. dissert.* Berlin.

1886. PANAS. — *Archives d'ophtalmologie.*

NETTLESHIP. — *Oft. Hosp. Rep.* London.

DUMONT. — *Bulletin de la clinique nationale des Quinze-Vingts.*

1887. GAND. — Thèse de Paris.

CHARLES THÉODORE DE BAVIÈRE. — Wiesbaden.

DELALANDE. — Thèse de Paris.

AUSCHER. — *Bulletin de la clinique nationale des Quinze-Vingts.*

1888. MICHAELSON. — *Centralblatt f. prakt. Augenh.* Leipzig.

MILES MILEY. — *Opht. Review.*

1889. ADAMUCK. — *Centralblatt f. prakt. Augenheilk.*

1890. KÖNIG. — Thèse de Paris.

DE LAPERSONNE. — *Bulletin médical du Nord.*

MONTHUS.

1891. GURWITSCH. — *Centralblatt f. prakt. Augenheilk.*
KŒNIG. — *Recueil d'ophtalmologie.*
1892. POTAIN. — *Annales de médecine.*
1894. FERRIÉRE. — Thèse de Bordeaux.
POSSAUER. — *Beitr. z. Augenh.* Leipzig.
DIMMER. — Internat. med., *Congrès d'Édimbourg.*
CULBERTSON. — *Americ. J. oft.*
1895. NUEL. — *Archiv. d'ophtalmologie.*
SILEX. — *Berlin. klin. Woch.*
TROUSSEAU. — *Journal des Praticiens.*
1896. MÖGLIE. — *Policlinico.* Rome.
GUIBERT. — *Clinique ophtalmologique.*
1897. HAEHNLE. — Dissert. Tubingen.
HINSHELWOOD. — *Bost. M. J. Lond.*
KHOKHANAKOW. — Thèse de Saint-Pétersbourg.
1898. GUENDE. — *Revue générale d'ophtalmologie.*
EWETSKY. — *Klin. monatsbl. f. Augenheilk.*
WEHRLI. — *Arch. f. Augenheilk.*
1899. JOCQS. — *Clinique ophtalmologique.*
V. MICHEL. — *Zeitschr. f. Augenheilk.*
1900. JOCQS. — *Clinique ophtalmologique.*
PUIG AMETLIER. — *Clinique ophtalmologique.*
YAMASCHITA JOKU. — *Inaug. dissert.* Rostock.
1901. ZIRM. — *Centralblatt f. prakt. Augenheilk.*

CORBEIL. — Imprimerie ÉD. CRÉTÉ.